AF392950

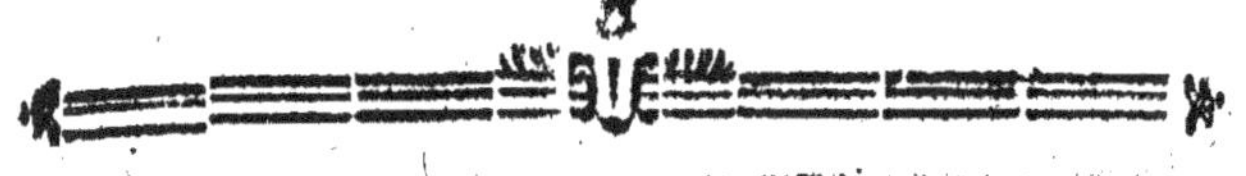

LETTRE

DE M. MESMER,

AU COMTE DE C***.

IL est très-vrai, Monsieur, que j'ai présenté Requête au Parlement, à l'effet d'obtenir que ma Doctrine, si indignement prostituée par M. Deslon, subisse un examen plus impartial que celui dont on vient de publier le résultat.

Vous trouverez ci-joint cette Requête. N'ayant pas la liberté de me défendre par la voie des Journaux, qui retentissent contre moi des plus noires calomnies, & qui ne veulent rien admettre pour ma justification ; déshonoré aux yeux de toute l'Europe, si je me tais, & dès-lors ne voulant pas me taire ; menacé d'une dénonciation dans les Tribunaux, par la Faculté de Médecine, qui aime bien mieux me persécuter que m'entendre, j'ai dû recourir à la protection des Loix, & je ne doute pas que je n'obtienne des Magistrats supérieurs, auxquels je me suis adressé, la justice qui m'est dûe.

J'ai l'honneur d'être, &c.

Signé, MESMER.

Paris, ce 31 Août 1784.

A

COPIE DE LA REQUETE.

A NOSSEIGNEUR

NOSSEIGNEURS

DE PARLEMENT

EN LA GRAND'CHAMBRE.

SUPPLIE humblement ANTOINE MESMER, Docteur en Médecine de la Faculté de Vienne, & vous expose:

Que les circonstances dans lesquelles il se trouve, le mettent dans la nécessité de recourir à l'autorité des Loix. Des Commissaires nommés pour aller constater chez le sieur Deslon, les effets d'une découverte & d'une méthode, dont le Suppliant est l'inventeur, viennent de déclarer, dans un Rapport imprimé, que cette découverte n'existe pas, & que la méthode employée pour en faire usage, est dangereuse.

Ce n'eſt pas ici le lieu de diſcuter le Rapport de ces Commiſſaires : quand il en ſera temps , on n'aura pas de peine
à démontrer qu'il offre dans tous ſes détails, les preuves de
la partialité la plus aveugle , & qu'aucun de ceux qui l'ont
ſigné n'a fait ce qu'il devoit faire , pour prononcer avec
quelque vérité ſur le ſort de la Doctrine , dont l'examen lui
étoit confié.

Dans ce moment, le Suppliant a une autre tâche à remplir. Depuis que le ſieur Deſlon s'eſt déclaré poſſeſſeur de
la Doctrine du Magnétiſme animal , le Suppliant n'a ceſſé
de proteſter contre l'uſage ou l'abus qu'il pourroit en
faire, annonçant qu'il ne la connoiſſoit que d'une maniere
imparfaite, & qu'il ſeroit injuſte de le juger, lui Suppliant
qui en eſt l'Inventeur, d'après ce que pourroit dire ou
tenter un homme qu'il n'avouoit ni pour ſon Diſciple, ni
pour ſon Interprête.

Le Suppliant a rendu cette proteſtation publique, dans
trois circonſtances remarquables.

La premiere, au mois d'Octobre 1782.

A cette époque, le Suppliant étant abſent, le ſieur
Deſlon déclara dans une Aſſemblée de ſa Faculté, qu'il
opéroit ſur les malades d'après les principes du Magnétiſme
animal ; & produiſant quelques guériſons qu'il diſoit avoir
faites en uſant des procédés qui réſultent de ces principes,
il demanda des Commiſſaires pour vérifier ces guériſons.

Le ſieur Deſlon n'avoit recueilli tout ce qu'il ſavoit ſur
le Magnétiſme animal, qu'auprès du Suppliant, avec lequel
il vivoit depuis quatre ans dans l'intimité la plus grande.
Le Suppliant n'imaginant pas qu'il dût ſe défier d'un tel

homme, n'avoit pas craint de lui laisser entrevoir quelque portion du systême de ses connoissances ; mais en s'expliquant avec lui plus librement qu'avec aucune des personnes qui l'approchoient, il lui avoit fait remarquer combien les notions imparfaites, qu'il lui permettoit d'acquérir, étoient peu propres à donner une idée véritable de l'importance & de l'étendue de sa Doctrine ; & en conséquence, il avoit exigé sa parole d'honneur, qu'il garderoit un silence absolu sur le petit nombre de vérités dont il pourroit s'instruire auprès de lui.

C'étoit donc au mépris de sa parole d'honneur, que le sieur Deslon se montroit dans sa Compagnie, possesseur de la Doctrine du Magnétisme animal.

Le Suppliant comprit que s'il laissoit accréditer l'opinion, que le sieur Deslon possédoit en effet cette Doctrine, telle qu'elle existe réellement, il étoit possible qu'on la jugeât d'après l'idée qu'il en donneroit, & qu'elle fût inconsidérément rejettée avant qu'il eût pu en assurer le développement & les progrès.

Pour prévenir ce danger, le Suppliant écrivit, le 4 Octobre 1782, à M. Philip, alors Doyen de la Faculté, une Lettre qui a été depuis imprimée. Dans cette lettre, dont lecture a été faite dans une des Assemblées de la Faculté, le Suppliant, après avoir exposé la conduite du sieur Deslon à son égard, proteste contre tout ce qu'il pourroit faire ou dire de relatif au Magnétisme animal, & déclare, que quoique le sieur Deslon tienne de lui tout ce qu'il sait, cependant il est loin d'en savoir assez, pour qu'il puisse l'avouer comme son éleve.

La seconde circonstance dans laquelle le Suppliant a

publiquement protefté contre les inductions défavorables
à fa Doctrine, qu'on pourroit tirer de la conduite & des
difcours du fieur Deflon, a eu lieu en 1783. Un partifan
du fieur Deflon s'étant permis à cette époque de faire in-
férer dans le Journal de Paris, une lettre dans laquelle il
s'efforçoit d'affimiler le fieur Deflon au Suppliant, & de
peffuader que l'enfemble de connoiffances fur le Magnétifme
animal, étoit le même chez l'un & chez l'autre, le Suppliant répliqua par une lettre imprimée dans le même Journal,
le 13 Décembre 1783, où il s'attache à tracer entre le fieur
Deflon & lui, une ligne de démarcation fi invariablement
déterminée, qu'il ne fût plus poffible déformais de les
confondre.

Enfin, la troifieme circonftance où le Suppliant a renou-
vellé fa proteftation, eft relative aux Commiffaires dont le
Rapport vient d'être publié. Ayant appris que, fans égard
pour les Loix protectrices de la propriété, fur la demande
du fieur Deflon, folemnellement inculpé par lui, il avoit
été nommé des Commiffaires pour aller examiner dans les
traitemens du fieur Deflon, les avantages & les défavan-
tages de la Doctrine du Magnétifme animal, le Suppliant
a écrit au mois de Juin de la préfente année 1784, à M.
Franklin premier Commiffaire, & lui a repréfenté, dans
les termes les plus énergiques, combien il étoit non feule-
ment injufte, mais abfurde d'aller former chez un homme
qu'il défavouoit, l'opinion qu'il falloit avoir d'une Doctrine
dont il eft l'Auteur : & attendu l'importance de cette
Doctrine, appellant du Jugement de la Commiffion, quel
qu'il fût, au tribunal de l'Europe entiere, le Suppliant,
dans cette même lettre, n'a pas diffimulé les conféquences,

qui, tôt ou tard, réfulteroient pour les Commiffaires du Rapport qu'ils fe propofoient de faire. En même têms le le Suppliant a envoyé au fieur Baron de Breteüil, une copie de fa Lettre à M. Franklin, afin de donner à fa réclamation toute la force & toute l'authenticité, dont elle pouvoit être fufceptible.

Ainfi toujours & toutes les fois que, pour l'intérêt de fa découverte, le Suppliant s'eft vu contraint d'expofer fon opinion fur le fieur Deflon, il s'eft attaché à le repréfenter comme incapable de donner de cette découverte l'idée qu'il faut en avoir; toujours il a protefté contre les jugemens auxquels l'imprudence du fieur Deflon pourroit donner lieu, fuppofé qu'avec des notions incomplettes, il entreprît de faire croire qu'il étoit fuffifamment inftruit.

D'après cela, c'étoit évidemment fe rendre coupable d'une erreur volontaire, que de déterminer, fur ce que pourroit dire ou faire le fieur Deflon, l'opinion qu'il faut avoir, & du Suppliant, & du fyftême de fes connoiffances.

Cependant, au mépris des proteftations du Suppliant, &, qu'il foit permis de le dire, contre les premiers principes du droit naturel, telle a été la confiance des Commiffaires dans leurs propres lumieres, qu'ils n'ont pas héfité de prononcer, que le fieur Deflon en favoit affez pour leur donner du Magnétifme animal l'idée qu'on doit s'en former. Eh ! d'après quelle regle de Logique ont-ils pu hafarder un jugement fi bifarre ? Pour comparer deux objets, quels qu'ils foient, jufqu'à préfent on avoit penfé qu'il falloit avoir la mefure de l'un & de l'autre, & ici, on compare fans mefurer, & on offre un réfultat, dont les conféquences peuvent être une erreur fatale à l'humanité fans fe mettre en peine de déterminer, avec la précifion la plus rigoureufe, les élémens qui doivent le compofer.

Cette premiere faute commife, conféquens dans leur conduite, les Commiffaires ont été plus loin dans la conclufion de leur Rapport. Après avoir affuré l'identité des principes du fieur Deflon , avec ceux du Suppliant, ils n'ont pas craint de déclarer chimérique, & de faire regarder dans fes effets comme le produit d'une imagination égarée, ou d'une imitation puérile, la découverte du Suppliant, & la nouvelle doctrine qui en réfulte.

Ainfi donc, fi le Rapport des Commiffaires eft adopté, fi l'opinion que ce rapport doit infailliblement produire exifte, la découverte du Magnétifme animal, que le Suppliant avoit annoncée comme la plus importante de toutes les découvertes, n'eft plus qu'un preftige ridicule, qu'il faut profcrire avec indignation ; le Suppliant lui-même n'eft qu'un impofteur qu'il faut punir ; ce n'eft pas tout, trois cents Elèves environ qu'il a formés, & parmi lefquels, fe trouvent en grand nombre, des hommes faits pour être remarqués, foit par le rang qu'ils occupent dans la fociété, foit par leurs qualités perfonnelles, foit par la réputation qu'ils ont acquife , foit par celle qu'ils acquerront un jour; trois cents Elèves exiftans à Paris, ou difperfés dans les Provinces & chez les Nations étrangères, ne font plus que les complices ou les dupes d'un Charlatanifme dangereux.

Puifqu'on avoit à prononcer un jugement dont les conféquences font tout à la fois fi étendues & fi funeftes, certes, il eft bien étonnant qu'on ait pu fe croire difpenfé de l'obfervation des premieres règles de la juftice, de ces règles avec lefquelles fe compofent les loix de toutes les fociétés, & la morale de toutes les Nations.

Quoi qu'il en foit, le Suppliant, au milieu d'un ordre de chofes fi extraordinaire, ne peut demeurer indifférent; fi le jugement porté par les Commiffaires fubfiftoit par fa faute, s'il ne faifoit pas tous fes efforts pour en arrêter la funefte influence, & procurer enfin, fur une doctrine importante aux hommes, une opinion vraie; fi effrayé par les obftacles dont on s'efforce de l'environner, il pouvoit oublier un inftant ce qu'il doit aux perfonnes qui fe font raffemblées autour de lui, pour s'occuper du développement de fa découverte & du fyftème de bienfaifance univerfelle, qui doit en être le réfultat; fur-tout, s'il pouvoit oublier ce qu'il doit à l'humanité entiere, dont il ofe fe regarder en ce moment comme le miniftre & le défenfeur : des remords cruels & profonds l'avertiroient tous les jours qu'il a été infidèle à la tâche pénible, mais honorable, qui lui a été impofée au moment où une grande vérité fe développant à fes yeux, lui a commandé de fortir de fon repos pour s'occuper du bien de fes femblables.

En conféquence le Suppliant, confidérant toute l'étendue de fes devoirs, & quelle que foit la deftinée qu'on lui prépare, déterminé à les remplir, a recours à votre autorité, NOSSEIGNEURS, & met fous la protection de la Loi, dont vous êtes les difpenfateurs les plus auguftes, une doctrine qu'il eft tems de fouftraire au caprice des jugemens & des intérêts particuliers.

Ce n'eft pas fa propre caufe que le Suppliant entreprend de défendre içi; aucune vue d'intérêt perfonnel ne le détermine : il n'afpire pas, comme on pourroit le croire, comme on le dira peut-être, à l'exercice de la Médecine dans Paris; quand on parle au nom de l'humanité, tous

les motifs qui font agir font grands comme l'objet qu'on
se propose.

La cause que le Suppliant abandonne à votre décision,
est la cause du monde entier : c'est donc au Tribunal de
l'Europe le plus respecté qu'il lui convient de la soumettre.
Si sa doctrine n'est pas une erreur, si elle embrasse dans
son étendue la plupart des institutions physiques auxquelles
nous obéissons, si elle doit opérer dans ces institutions une
réforme salutaire, s'il résulte de ses progrès la destruction
de cette science fatale, la plus ancienne superstition de
l'univers, de cette Médecine tyrannique qui, saisissant
l'homme dès le berceau, pèse sur lui comme un préjugé
religieux, fatigue le développement de toutes ses facultés,
& exerce, bien plus qu'on ne le croit, sur toutes ses affec-
tions morales, une influence aussi profonde que funeste ;
si à cette Médecine incertaine & conjecturale, doit suc-
céder une Médecine plus simple, plus naturelle, plus vraie,
plus appropriée à notre organisation ; en un mot, si pour
les générations présentes & les générations futures, la doctrine du Suppliant est un grand bienfait, c'est à vous,
NOSSEIGNEURS, qu'il appartient de déterminer l'o-
pinion qu'il faut en avoir, & d'assurer les avantages qu'on
en doit attendre.

Alors le Suppliant échappant aux vexations publiques
& secretes dont il est, depuis trop long-tems, l'objet, osera
espérer que le Prince éclairé qui gouverne cet Empire, ne
verra pas sans intérêt s'organiser sous ses yeux, le systême
d'utilité publique qui résulte de l'application & de l'usage
de sa découverte ; & il sera consolé de toutes ses peines,
si dans les Etats du Souverain le plus aimé de ses Peuples,

le plus cher à l'humanité , il peut commencer à faire aux hommes tout le bien que fa Doctrine, fagement développée, doit produire.

Ce confidéré , NOSSEIGNEURS, il vous plaife : Vu par la Cour, les proteftations que le Suppliant a faites en 1782 , 1783 & 1784, que le fieur Deflon ne connoît qu'imparfaitement fa Doctrine, & qu'il eft hors d'état de l'enfeigner , proteftations confignées dans les lettres adreffées par le Suppliant au fieur Philip, Doyen de la Faculté , aux rédacteurs du Journal de Paris, & à M. Franklin, defquelles lettres copie eft à annexée à la préfente Requéte :

Donner acte au Suppliant de la dénonciation qu'il fait defdites proteftations , & qu'il réitère aujourd'hui en tant de befoin en la Cour.

Et attendu que l'importance de la Doctrine du Suppliant, exige que l'état des malades une fois conftaté par les Médecins , la manière de les traiter, les certificats qu'ils pourront donner des progrès de leur maladie & de leur guérifon, foient vérifiés par des perfonnes à qui la confiance du Public foit néceffairement dûe , telles que des Magiftrats, Supérieurs, ou ceux qu'ils commettront; que cette précaution a déja été jugé convenable par le Roi , lorfqu'en 1781 il nomma M. Bochard de-Saron , Préfident du Parlement, M. le Comte d'Angiviller, les fieurs de Montigny , d'Aubenton , pour fuivre avec les fieurs Berger, Grandclas, Lory & Mauduit, Médecins, le traitement des malades qui feroient foumis au Magnérifme animal ; nommer tels de Meffieurs qu'il vous plaira choifir, pardevant lefquels le Suppliant fera autorifé à fe retirer à l'effet de foumettre à leur examen, un plan qui renfermera les feuls moyens poffibles, de conftater infailliblement l'exiftence & l'utilité de fa découverte, pour ledit plan communiqué à M. le Procureur-Général, & rapporté en la Cour, être par M. le Procureur-Général, pris les conclufions qu'il jugera convenables, & par la Cour ordonné ce qu'il appartiendra & vous ferez bien. *Signé*, MESMER.

CUIGNARD, Procureur.

Nota. Le tems n'a pas permis de joindre ici les Pieces juftificatives de cette Requête.